DES

TROUBLES INTELLECTUELS

DUS A L'INTOXICATION LENTE

PAR LE

GAZ OXYDE DE CARBONE

PAR LE

Dr Paul MOREAU (de Tours)

PARIS

P. ASSELIN, LIBRAIRE DE LA FACULTÉ DE MÉDECINE,

Place de l'Ecole-de-Médecine.

1876

DES

TROUBLES INTELLECTUELS

DUS A L'INTOXICATION LENTE

PAR LE

GAZ OXYDE DE CARBONE

PAR LE

Dr Paul MOREAU (de Tours)

PARIS

P. ASSELIN, LIBRAIRE DE LA FACULTÉ DE MÉDECINE,

Place de l'Ecole-de-Médecine

—

1876

AVANT-PROPOS.

Personne n'ignore, qu'en général, toute profession développe des prédispositions morbides spéciales et détermine des maladies particulières. en rapport avec sa nature.

Nous pouvons rappeler pour mémoire que les ouvriers qui travaillent le plomb, le cuivre, l'arsenic, le phosphore, etc., etc..., sont exposés plus que tous les autres à contracter des affections qui se manifestent au bout d'un laps de temps plus ou moins long, soit par des phénomènes physiques, soit par des phénomènes psychiques, soit même, lorsque l'empoisonnement a été plus violent, par les deux ordres de symptômes à la fois.

Mais les intoxications entraînant à leur suite le trouble des facultés morales sont relativement peu nombreuses ; les mieux connues s'observent le plus ordinairement chez les individus qui, habituellement, manient le plomb, le mercure, le sulfure de carbone, ou sont simplement exposés aux poussières. aux vapeurs produites par ces mêmes corps.

L'influence toxique des gaz qui se dégagent des fourneaux de cuisine avait depuis longtemps attiré l'attention de mon père qui avait signalé ce fait dans un de ses ouvrages (1).

« Bien des fois, dit-il, dans le cours de nos études, nous avons eu la pensée de traiter *ex professo*, des désordres cérébraux dus à l'action de l'oxyde de carbone sous la dénomination de *Folie des cuisiniers.* »

Ayant eu l'occasion d'examiner et d'étudier plusieurs de ces malades dans le service qu'il dirige à la Salpêtrière, nous avons été frappé de l'aspect uniforme de ce délire se reproduisant non-seulement dans l'ensemble des faits, mais jusque dans les plus petits détails.

Vertiges, éblouissements, syncopes, conceptions délirantes, idées de persécution, pardessus tout, sorte de vague enveloppant toutes les pensées d'indéci-

____

(1) Moreau de Tours. De la folie névropathique (vulgo hystérique), Paris, 1869.

sion, de pénible incertitude sur l'état dans lequel se trouve les malades, dont la plupart ne comptent pas d'antécédents héréditaires et guérissent avec facilité ou tombent rapidement dans une démence incurable, tels sont les principaux signes de cette affection qui, ainsi que nous l'avons dit plus haut, frappe toute une classe de travailleurs.

Le but de ce mémoire est d'étudier les conséquences de cet empoisonnement lent sur les facultés intellectuelles.

Ce n'est pas que nous ayons la pensée de créer une nouvelle forme d'aliénation : la pathologie mentale est, par une tendance malheureuse qui ne fait que s'accroître chaque jour, assez surchargée sans qu'il soit besoin d'y ajouter encore ; nous ne voulons que grouper des faits connus de tous, les apprécier et compléter par leur exposition l'histoire de l'intoxication par le gaz oxyde de carbone. Ce sera, si l'on veut, une page de plus à l'appui de la classification de Morel. Cet auteur, on le sait, s'appuyant sur la manifestation des relations intimes existant entre la nature de la cause et le trouble fonctionnel, a cru devoir établir une classe de folies par intoxication.

« Nous constatons, dit-il, ces faits à leur origine, ils se révèlent par des symptômes qui leur sont propres, ils produisent invariablement dans la sphère des fonctions physiologiques et intellectuelles, des désordres et des troubles qui sont identiquement les mêmes chez tous les individus soumis à ces causes. » (1).

A ce propos, nous pourrions rappeler que l'antiquité nous offre un curieux exemple de semblable vésanie. Personne n'ignore que non loin de la ville de Delphes, sur un côté du Parnasse, était une grotte d'où s'échappait une atmosphère enivrant les animaux qui s'égaraient à l'entour ; là était l'oracle d'Apollon, le plus célèbre de toute l'antiquité, surtout parmi les peuples qui reconnaissaient la domination des Grecs. Assise sur un trépied d'or, environnée de vapeurs qui sortaient des entrailles de la terre, la prêtresse du dieu entrait bientôt dans une frénésie effrayante ; son visage s'altérait, sa gorge s'enflait, « sa poitrine, dit le poëte Stace, pantoisait et haletait sans cesse ; elle ne ressentait que rage, elle remuait la tête, faisait la roue du cou, agitait tout son corps. » Alors au milieu de cris et de hurlements, elle articulait des paroles que les prêtres recueillaient avec soin, arrangeaient en vers et auxquelles ils donnaient une liaison qu'elles n'avaient pas dans la bouche de la prêtresse. On a cherché à connaître la nature de cette atmosphère et l'analyse a mis en évidence l'existence d'une quantité notable de gaz acide carbonique, de gaz oxyde, de carbone et de gaz sulfureux.

La pythonisse, l'esprit déjà influencé par des cérémonies préparatoires, soumise à ces émanations

____

(1) Morel. Traité des maladies mentales, p. 234

délétères, éprouvait dans un temps très-court tous les symptômes de l'intoxication dont nous allons chercher à retracer l'histoire.

Avant d'entrer en matière, nous croyons utile de rappeler en peu de mots la composition de l'air atmosphérique et les causes qui peuvent le vicier en modifiant sa constitution.

Composition de l'Air atmosphérique

ET

DES CAUSES QUI PEUVENT LE VICIER

L'air au milieu duquel nous vivons, consiste essentiellement en un mélange d'oxygène et d'azote (1); mais on y trouve encore d'autres fluides gazeux tels que, une très-petite quantité de gaz acide carbonique, de la vapeur d'eau et en outre des traces de quelques autres gaz provenant de la décomposition des matières végétales et animales.

Que ces gaz viennent à varier dans leur rapport constituant, l'air peut devenir impropre à l'existence, et sans aller jusqu'à causer un empoisonnement rapide, altérer pour un temps plus ou moins long la santé des personnes qui avaient été exposées à ces émanations délétères.

Or, bien des causes différentes peuvent amener ces modifications dans la composition normale de l'atmosphère et parmi elles, une des plus constantes et en même temps celle qui nous intéresse le plus est la combustion du charbon.

(1) Oxygène 20,8, azote 79,2.

Lorsqu'elle s'effectue, deux gaz principaux prennent naissance, l'*acide carbonique* et l'*oxyde de carbone* (1). Ces deux gaz ne pouvant se former qu'aux dépens de l'oxygène de l'air de la pièce où est placé le fourneau, cet air devient impropre à la respiration pour un double motif :

1° Parce qu'il est altéré par la formation de gaz délétères qui se mêlent avec lui ;

2° Parce qu'il ne contient plus d'oxygène dans la proportion nécessaire à l'entretien de la respiration.

Quand le fourneau où se fait cette combustion est dans une pièce mal ventilée, lorsque les produits ne se dégagent pas immédiatement dans la cheminée, le gaz se répand dans la chambre et donne naissance chez les personnes présentes à des phénomènes nerveux d'une nature particulière.

Nous voilà donc en présence de deux gaz formant la partie essentielle des vapeurs de charbon et dont l'action toxique est incontestable.

Mais tous les deux agissent-ils de même sur l'économie ? Tous les deux ont-ils une part égale dans le développement des troubles psychiques que nous allons étudier, ou l'un d'eux seul a-t-il un mode d'action spécial ?

(1) L'acide carbonique fut signalé par Paracelse (1493) et Van Helmon (1573) sous des dénominations différentes, mais ce fut Lavoisier qui, en 1776, en établit la composition et lui imposa le nom qu'il porte encore aujoud'hui.

L'oxyde de carbone a été découvert par Priestley ; cependant ce ne fut que vers 1802 que la nature du gaz fut reconnue par Desormes et Clément, en France, et à peu près en même temps par Cruikshank, en Ecosse.

L'acide carbonique est un gaz inerte, n'entretenant pas la respiration, mais n'exerçant pas une action toxique sur l'économie animale, car il peut exister en proportion assez considérable dans l'air (un quart d'acide carbonique pour trois quarts d'air atmosphérique), sans qu'un mammifère en soit gravement incommodé; tandis que plongé dans ce gaz seul, il périra promptement asphyxié.

L'oxyde de carbone, au contraire, est éminemment délétère: il empoisonne. Un animal succombe si on le laisse séjourner quelques instants dans de l'air renfermant seulement quelques centièmes de ce gaz. Son action se porte principalement sur le système nerveux; il occasionne des maux de tête, des vertiges, des éblouissements (sensations lumineuses, raies de feu, etc.), des bourdonnements avec bruits et sifflements dans les oreilles, de la tendance au sommeil, etc. La motilité peut être également atteinte et on observe dans ce cas, de la faiblesse musculaire, de la fatigue, de la pesanteur des membres, parfois même des paralysies soit générales, soit partielles, pouvant cesser promptement ou persister indéfiniment.

Ces symptômes, marqués surtout au moment où le charbon s'allume, diminuent et finissent par disparaître quand la combustion est bien établie et par l'exposition au grand air.

On voit donc, d'après ce qui précède, qu'il faut laisser de côté l'acide carbonique dont l'action est pour ainsi dire purement mécanique et rapporter à l'oxyde de carbone les troubles cérébraux dont sont frappées, à un moment donné et sous l'influence d'une cause occasionnelle, même futile, les personnes qui pendant un temps plus ou moins long de leur existence, ont été par leur métier exposées journellement à ces émanations aussi dangereuses que perfides.

ÉTIOLOGIE.

Comme toutes les affections, la folie due à l'intoxication lente du gaz oxyde de carbone, reconnaît pour origine deux ordres de causes : les unes prédisposantes, les autres occasionnelles ou déterminantes.

Parmi les premières, les moins nombreuses et cependant les plus importantes, se rangent l'exposition pendant un temps plus ou moins prolongé aux vapeurs de charbon, et le séjour dans une pièce mal aérée, basse, où par conséquent la combustion ne se fait qu'incomplètement.

Les causes occasionnelles peuvent, à l'inverse des précédentes, varier à l'infini et d'une manière générale être rapportées soit à l'ordre moral, (ce sont par exemple des chagrins domestiques, des frayeurs, une colère violente, la misère etc...) soit à l'ordre physique, (ce sont alors les traumatismes sur la tête, les fièvres graves, les attaques d'apoplexie, la ménopause, etc...)

Les causes déterminantes, d'une très-minime importance, absolument insignifiantes dans l'immense majorité des cas, considérées en elles-mêmes, reçoivent cependant à un moment donné une importance majeure de leur rapprochement avec les causes prédisposantes, simple étincelle se transformant tout à coup par le contact en une explosion formidable.

C'est ainsi que V... (obs. 8) sujette à des métrorrhagies est effrayée par un coup de tonnerre; l'écoulement sanguin s'arrête brusquement: la tête se dérange.

K... (obs. 4), souffrante depuis quelque temps, éprouve une tristesse exagérée du départ de sa mère pour l'Amérique: le délire éclate, mais la guérison est rapidement obtenue.

En jetant un coup d'œil sur les âges, on voit que cette maladie est plus fréquente chez les sujets ayant dépassé 45 ans. Sur 27 observations que nous avons rapportées dans ce travail, nous comptons 18 femmes ayant plus de 45 ans, tandis que le nombre se réduit à 9 pour celles qui n'ont pas encore atteint ce terme de la vie. Ce fait n'a rien qui doive étonner puisque l'action des vapeurs de charbon sur les facultés intellectuelles est lente, progressive, et qu'il s'écoule un nombre d'années parfois considérable entre la manifestation des premiers symptômes et le délire confirmé.

Relativement aux saisons, le début de cette affection est un peu plus fréquent en été qu'en hiver. Faut-il voir là une simple coïncidence? faut-il attri-

buer ce fait à la température élevée de l'atmosphère
dont l'influence viendrait s'ajouter à la température
plus élevée encore et plus malsaine des fourneaux,
et par suite, augmenter l'action des vapeurs de charbon? C'est là un point que nous n'avons pu élucider
pour le cas particulier qui nous occupe et qui d'ailleurs se représente dans toutes les autres formes
d'aliénation, plus fréquentes, on le sait, au printemps
et en été.

Enfin, cette maladie affecte de préférence la
femme, dont le système nerveux, plus développé, est
par cela même plus impressionnable. Ce n'est pas à
dire pour cela que l'homme ne soit pas également
frappé. Si nous n'avons pas cité d'observation d'intoxication chez un homme, c'est que le service où
nous avons fait nos recherches est un service de
femmes. Tout cependant nous autorise à penser que
l'homme n'échappe pas plus que la femme à l'action
du charbon : tout le monde a pu remarquer l'aspect
physique que présentent les cuisiniers, les pâtissiers,
les geindres, etc.; leur teint est pâle, mat, bouffi,
les chairs sont flasques, sans résistance, etc., il n'y
a donc pas de raisons pour refuser à ces individus
le droit de présenter également des troubles intellectuels.

Nous avons connu le chef de cuisine d'un grand
établissement, entré à l'hôpital de la Charité (service
de M. le professeur Gosselin), pour un phlegmon
de l'aisselle ; cet homme offrait nettement les vertiges, les éblouissements, et surtout cet état de va-

gue et d'incertitude si caractéristique, en un mot
tous les phénomènes de la période prodromique. Du
jour où il fut éloigné de ses fourneaux, les phénomènes psychiques diminuèrent notablement d'intensité : à peine eut-il repris ses fonctions que tout re-
parut. Cependant il ne s'en inquiète aucunement, et
il est convaincu que c'est le charbon, la chaleur qui
sont cause de ses malaises.

Si à une époque plus ou moins éloignée le délire
éclate chez ce cuisinier, nul doute qu'il ne revête les
caractères propres à l'intoxication.

Avant de terminer ces quelques mots d'étiologie,
nous ferons remarquer que dans les causes occasionnelles de l'ordre physique que nous avons indiquées,
nous n'avons pas parlé de l'hérédité qui joue cepen-
un rôle si important dans la production de la folie en
général : la raison en est que le plus ordinairement
elle n'existe pas dans l'affection dont nous traçons
ici l'histoire, son absence même étant un des caractères principaux.

SYMPTOMES.

L'étude des symptômes de la maladie doit être
divisée en deux périodes bien distinctes:

Dans la première (*prodromique*) nous passerons en
revue les phénomènes physiologiques qui se produisent sous l'influence des vapeurs délétères de l'oxyde

de carbone. Dans la deuxième (*période d'état*) nous nous occuperons du délire confirmé.

Nous décrirons les caractères particuliers de cette aliénation, et nous verrons s'il n'y a pas lieu de tenir compte de certaines complications qui peuvent masquer jusqu'à un certain point le délire fondamental.

Période prodromique. — Cette première période est presque constamment compatible avec un certain état de santé physique et moral. Ce fait peut, au premier abord, paraître paradoxal, mais il n'en est rien en réalité : les troubles psychiques qui se produisent sont passagers, de courte durée, et il est bien rare que la personne qui les éprouve s'en préoccupe autrement.

Parmi les individus se trouvant dans une chambre où un fourneau commence à s'allumer, il en est qui ressentent, lorsque l'aération est insuffisante, de la pesanteur de la tête, de la compression aux tempes et s'ils persistent à rester dans ce milieu, une céphalalgie intense, des bourdonnements d'oreille, des éblouissements et des troubles de la vue.

Lorsque la combustion est bien établie, ces symptômes diminuent et l'exposition au grand air, l'ouverture des fenêtres, une ventilation énergique, ont bien vite fait disparaître ce malaise, cette sorte d'état de vague, qui, enveloppant toutes les pensées d'incertitude, constitue un des phénomènes les plus importants de l'intoxication lente par le gaz oxyde de carbone.

Les malades, avons-nous dit, ne font aucune attention à ces accidents journaliers qui peuvent même revêtir une forme plus grave et aller jusqu'à la syncope. « Nous y sommes habitués, disent-ils, c'est le métier : nous savons que c'est le charbon qui fait cela, etc... » puis ils n'y pensent plus.

Cet état indéfinissable dans lequel ils se trouvent, les faiblesses qui viennent les arrêter dans leur travail, le manque d'appétit, les tiraillements et les crampes d'estomac qu'ils éprouvent sans cesse, font que la plupart d'entre eux cherchent dans l'ivrognerie une excitation qui, loin de leur procurer le soulagement qu'ils demandent, les plonge plus profondément encore dans la torpeur et l'hésitation.

Faut-il cependant faire un crime à ces malheureux d'abuser ainsi de la boisson ? Ils savent qu'ils ont tort, que cela leur fait du mal, mais qu'importe ! et, comme le disait une femme dont nous citons l'observation, « c'est fatal, il fait chaud dans la cuisine, le charbon donne des gaz qui font mal à la tête, on a soif et on boit. «

Ce qui prouve que, dans le cas particulier qui nous occupe, c'est bien là la cause véritable de l'alcoolisme, c'est que l'exposition à la chaleur ardente provoque une soif vive ; on commence par boire de l'eau, puis on y mélange du vin, plus tard, l'eau rougie ne suffit plus, on boit du vin pur et petit à petit, insensiblement, on arrive à des liqueurs plus fortes, fermentées et distillées, l'eau-de-vie, l'absinthe, etc.

Cette période prodromique est de très-longue durée ; le malade atteint l'âge de 45, 50 ans et plus, toujours en exerçant sa profession, toujours sujet aux migraines, bourdonnements, éblouissements, etc.

L'influence morbide s'accroît avec le temps ; puis, pour une cause insignifiante, un incident quelconque, une impression morale, même légère, etc., le délire si spécial, si uniforme dans ses manifestations, éclate dans toute sa plénitude.

Les faits que nous relaterons plus loin établissent péremptoirement que c'est bien ainsi que les choses se passent et que nous n'abandonnons pas notre esprit à des idées purement subjectives.

Période d'état. — Le délire qui se montre ici est, disons-le de suite, presque entièrement semblable au délire des persécutions ; cependant il en diffère principalement par cet état de vague, d'indécision que nous avons déjà signalé dans la période prodromique et qui persiste jusqu'à la terminaison de la maladie, que celle-ci ait lieu par la guérison, la démence ou la mort.

Les idées de persécution que présentent les malades ne sont pas stables, ou pour parler autrement, les malades ne tiennent pas à leurs idées. Ils les abandonnent assez facilement et se rendent sans trop de discussion aux raisonnements qui leur sont faits pour leur démontrer la fausseté de leurs craintes imaginaires ; mais alors que leur attention n'est plus

Moreau.   2 fixée, ils ne tardent pas à revenir à leurs tourments.

Ils ne cherchent pas à donner un nom à leurs persécuteurs ainsi que cela se voit dans le délire des persécutions proprement dit ; jamais ils ne désignent spécialement quelqu'un : c'est toujours un être imaginaire caractérisé par le pronom indéfini *on* : c'est à la fois tout le monde et personne. « On m'en veut, on veut se mettre en travers de mes projets pour les empêcher de réussir, et cependant mes soupçons ne se portent sur qui que ce soit, car je ne connais pas de raisons pour qu'on me tourmente de la sorte... etc. »

Comme conséquence naturelle de cet état, les malades ont en même temps des hallucinations de l'ouïe, et presque exceptionnellement à ce qui arrive dans l'état lypémaniaque d'origine différente, des hallucinations de la *vue*, de l'*odorat* et du *goût*.

C'est ainsi qu'ils entendent des gens qui parlent d'eux, « on jase » sur leurs mœurs, leurs habitudes, leur manière de vivre ; on les traite d'empoisonneurs, on répète non-seulement tout ce qu'ils disent mais encore ce qu'ils pensent. Entendent-ils parler dans la rue, le lambeau de phrase saisi au vol est commenté par eux de mille manières et ils finissent toujours par y trouver un sens qu'ils s'appliquent aussitôt ; et cependant, dit M. Lasègue (1), « les conversations directes qu'ils soutiennent, les querelles

(1) Lasègue. (Archives de médecine, 1852). Du délire de persécution.

qu'ils provoquent dans leur mauvaise humeur, les émeuvent peu et ne donnent pas matière à leurs suppositions inquiètes. On ne saurait mieux les comparer qu'à ces sourds d'une nature soupçonneuse qui croient toujours qu'on parle d'eux et qui, fort émus des propos qu'ils n'entendent pas, s'indigneraient peu des injures qui parviendraient à leurs oreilles. »

Les hallucinations de la vue, rares dans tous les genres de folie de cause interne, sont, dans le cas qui nous occupe, les plus fréquentes et nous ajouterons même, *la règle*. Elles sont variables dans leurs manifestations : cependant ce sont d'ordinaire des sensations d'étincelles, de gerbes de feu, de points brillants, de jets de lumière, etc... d'autres fois ce sont des apparitions du genre mystique. Les malades voient des anges, des personnages célestes, Dieu, la Sainte Vierge, qui, se montrant à eux, leur transmettent presque toujours leurs volontés et leurs ordres.

Quand il arrive que le malade présente en même temps des phénomènes alcooliques, les hallucinations propres à cette intoxication viennent *s'ajouter* aux hallucinations fondamentales, *sans se mélanger aucunement*. Ainsi, il voit bien des animaux, des chiens, des chats, des rats, des serpents, etc., mais ils s'agitent au milieu des flammes, entourés d'étincelles, de feu.

C'est là un fait important sur lequel on ne saurait trop insister.

« Dans le délire des persécutions sans intoxication

alcoolique préalable, l'absence des hallucinations de
la vue peut être considérée comme la règle » dit
M. Legrand du Saulle. (1)

Or ici c'est précisément l'inverse qui a lieu :
les hallucinations de la vue sont *la règle*, en dehors
de toute intoxication alcoolique, et quand par hasard
celle-ci vient compliquer le délire, ses hallucinations restent distinctes et chaque maladie suit son
cours comme si elle existait seule.

Quant aux hallucinations de l'odorat et du goût
elles sont plus rares, et, lorsqu'elles existent, elles
sont combinées avec d'autres hallucinations. Ce sont
des odeurs le plus souvent mauvaises, désagréables,
des gaz asphyxiants poursuivant en tous lieux les
malheureux qui se sauvent en se pinçant le nez ou
en plaçant leur main devant leur bouche. « Il est
certain qu'on cherche à les empoisonner ; on leur
met des saletés dans leurs aliments, dans leurs bois-
sons ; on leur lance des poudres malfaisantes avec
des tubes, etc. » Aussi ces persécutés sont-ils in-
quiets, défiants, regardant sans cesse autour d'eux
s'ils n'ont aucun danger à craindre, et cherchant à
se soustraire aux influences pernicieuses qui les en
tourent.

Tels sont, en quelques mots, les principanx symptômes du délire confirmé. Nous étendre plus longue-
ment sur ces phénomènes serait répéter tout ce qui
a été si bien décrit par MM. Lasègue, Legrand du

____

(1) Legrand du Saulle. Du délire des persécutions.

Saulle et autres aliénistes. On comprendra d'ailleurs que, en nous arrêtant davantage sur ce sujet, nous sortirions du cadre que nous nous sommes tracé dans cette étude.

Maintenant, avant de passer outre, donnons les observations qui nous ont servi à établir les caractères de la folie due à l'action lente de l'oxyde de carbone sur l'économie.

OBSERVATIONS.

Première Catégorie.

Les malades qui font le sujet de cette première catégorie offrent un délire franc, c'est-à-dire que l'on y retrouve tous les symptômes que nous venons d'indiquer : rien ne masque l'affection, elle se présente ici dans sa forme typique.

Observation I.

Car... Catherine, cuisinière, âgée de 50 ans, entre à la Salpêtrière, le 18 février 1873, dans le service de M. Trélat ; le 28 mars 1876, elle est transférée dans la 5ᵉ division, 5° section, service de M. Moreau (de Tours) (1).

Cette malade a une conscience assez exacte de son état actuel et se rend encore assez convenablement compte de sa situation, bien que la démence commence à se montrer manifestement dans le cours de la conversation.

Avant de se marier, C... était cuisinière, ou pour mieux dire, bonne à tout faire chez de petits bour-

(1) Toutes nos observations étant prises dans ce dernier service, nous nous contenterons de l'indiquer ici une fois pour toutes.

geois. Les pièces où elle travaillait étaient généralement petites, basses, mal aérées, et l'hiver, lorsque
les fenêtres étaient fermées, il lui arrivait souvent
d'être incommodée par le charbon.

C'étaient des maux de tête plus ou moins violents,
des éblouissements, des étincelles qui passaient devant ses yeux, etc., tous ces phénomènes disparaissaient promptement lorsqu'elle sortait.

S'étant mariée, elle quitta son métier et devint
concierge, tout en continuant, de temps à autres, à
aider comme cuisinière dans quelques maisons. Sa
santé était excellente, lorsqu'il y a quatre ans environ, à son retour d'âge, les maux de tête qui avaient
cessé depuis longtemps reprirent avec une certaine
intensité. C'est alors qu'elle entendit des voix qui lui
disaient des injures ; dans la rue on la regardait
avec mépris, la nuit elle voyait des ombres, des fantômes, des cercles lumineux ; elle avait des craintes
sur son avenir, sur la santé de sa famille, etc. Cet état
de persécutions imaginaires prit de telles proportions
tions que son mari fut obligé de la faire renfermer.
Depuis, les migraines ont disparu, les hallucinations de la vue et de l'ouïe sont moins fréquentes.

Le mari ne connaît absolument personne dans la
famille de sa femme qui ait présenté non-seulement
des phénomènes semblables, mais la moindre apparence d'aliénation ou d'excentricité. Il ne sait à quelle
cause attribuer ce délire. La seule chose qu'il eut
remarqué, c'est que depuis longtemps déjà, sa femme était devenue irrésolue, ne sachant plus à quoi

se prendre, et il fallait qu'on la poussât pour lui faire surmonter une incertitude dont elle-même n'avait pas une conscience parfaite.

Réflexions. — Entre la période prodromique et le début du délire, nous voyons s'écouler ici un laps de temps assez long; rien dans l'intervalle ne pouvait faire soupçonner ce qui allait arriver. Sous l'influence d'une cause physique, la ménopause, le délire éclate avec tous ses caractères : persécutions, hallucinations de la vue, sensations lumineuses, hallucinations de l'ouïe, etc. Il fallut renoncer à accuser l'alcoolisme, un moment soupçonné, d'être la cause de ces phénomènes, puisque la malade, suivant l'usage de son pays (département du Nord, frontière belge), ne boit que du café.

Ne trouvant aucune affection mentale ou nerveuse dans la famille, rien enfin ne pouvant motiver la maladie, nous arrivons par voie d'exclusion à attribuer à une intoxication ancienne et lente par l'oxyde de carbone, le trouble intellectuel qui a frappé la femme C...

Remarquons de plus ici l'acheminement vers la démence. C... n'a pas renoncé assez complètement à son état et elle ne s'est pas définitivement soustraite à l'action délétère des vapeurs de charbon : l'intoxication a été profonde et dès le moment où le délire a éclaté, le premier pas vers l'incurabilité a été fait.

Observation II.

Sor..., 50 ans, cuisinière, entrée le 10 août 1875.

Il y a vingt-quatre ans que cette femme fait la cuisine. Durant l'exercice de sa profession, il lui est arrivé à plusieurs reprises de se trouver comme étourdie, « sa tête se vidait, » mais elle n'avait qu'à se mettre à la fenêtre pour voir tout disparaître. Etant en place, elle recevait des ordres relatifs à son service d'un invisible dont la voix sortait généralement de dessous les chaises ; tout bruit se transforme en paroles ; elle ne distingue pas toujours ce qu'on lui dit, mais elle entend comme un murmure. On dit du mal d'elle ; des gens qu'elle ne connaît pas lui en veulent, elle ne sait pas pourquoi. Toujours hésitante elle ne savait que faire, ni à qui obéir. Il en résultait que son service en souffrait, ce qui lui attirait des reproches incessants « qu'en réalité elle ne méritait pas. »

Depuis son arrivée à l'hospice, la malade paraît étonnée : elle met un temps assez long à répondre aux questions qu'on lui pose et si on la laisse aller, elle parle de corporations, de voix qu'elle entend dans son lit. Elle s'imagine s'être livrée à des actions blâmables, recherche dans sa vie passée tout ce qu'elle a pu commettre de fautif, est en proie aux remords les plus violents, bref se décourage et veut en finir avec une existence qui lui est tant à charge. Aucune hérédité.

Réflexions. — Intéressée, avare même, elle est mariée à un homme d'une nature tout opposée qui a fait une brèche à son avoir : une perte d'argent subie à ce moment a suffi pour faire éclater le délire. C'est donc ici un fait d'ordre moral qui a été la cause occasionnelle de la maladie. Depuis son entrée il n'y a pas eu d'amélioration sensible, et tout permet de supposer, comme dans l'observation précédente, une terminaison par la démence.

OBSERVATION III.

Diss..., 46 ans, cuisinière, entrée le 15 juin 1866.

Cette malade est sujette depuis longtemps à des maux de tête assez violents et à des sensations lumineuses dans la vision (ce sont surtout des raies de feu).

Par moments, elle éprouve, dit-elle, un état dont elle ne se rend pas compte : elle qui a généralement de la volonté, devient peureuse, craintive, ne sait plus se résoudre à quoi que ce soit. Mais « heureusement, dit-elle, cela ne dure pas, sans quoi je perdrais toutes mes places. » Néanmoins elle n'attachait qu'une médiocre attention à tous ces malaises. Il y a à peine un an qu'elle s'est mise dans la tête qu'on cherchait à l'empoisonner ; elle a dès lors pris ses précautions, mais ne pouvant plus faire un pas dans la rue sans être suivie par des gens qu'elle ne connaissait même pas de vue, mais que cependant elle reconnaissait d'instinct pour ses persécuteurs, elle

commença à porter des plaintes au commissaire de
police de son quartier et bientôt aux magistrats d'autres quartiers. Ce fut alors qu'elle fut envoyée à l'hospice. Dès le mois d'août, sous l'influence du repos
et d'affusions vertébrales le mieux se fait sentir et le
27 septembre 1866, elle est rendue à la liberté parfaitement guérie.

Pas d'antécédents héréditaires.

Réflexions. — Diss... nous offre un exemple de la
courte durée que peut présenter la maladie, et de
l'heureuse influence de la soustraction aux vapeurs
du charbon ainsi que de quelques douches vertébrales. Elle est sortie parfaitement rétablie, mais
devant reprendre son état et s'exposer de nouveau
aux émanations de ses fourneaux, il se pourrait
qu'une rechute se produisît dans un temps quelconque. S'il en était ainsi, il est probable que la
terminaison ne serait plus aussi favorable, et il y
aurait de grandes chances pour voir survenir la démence.

Observation IV.

K..., 30 ans, cuisinière. Entrée le 9 septembre
1872. Depuis quelque temps K... paraissait souffrante ; elle se plaignait de maux de cœur, de migraines, d'étourdissements, mais comme tout cela
disparaissait par une promenade au grand air, elle
n'y attachait pas autrement d'importance. Le départ

de sa mère pour l'Amérique a déterminé l'explosion de l'accès dont le délire se manifeste par des idées de persécution très-accusées. Elle entend des gens qui lui disent des injures, des sottises; ses camarades s'entendent pour lui nuire. On la regarde de travers dans les rues, on cherche à pénétrer la nuit dans sa chambre, on la calomnie, on lui envoie des poudres malfaisantes, on veut se débarrasser d'elle, etc... Elle sait qu'elle n'est plus bonne à rien, qu'elle est inutile sur la terre, etc...

L'état de la malade a été rapidement en s'améliorant et le 26 décembre 1872, elle pouvait être rendue à sa famille complètement guérie.

Réflexions. — La cause occasionnelle du délire a été une cause morale; le chagrin provoqué par le départ de sa mère pour l'Amérique. « Rien, disaient les parents, n'explique cette maladie; K... est douce de caractère, rangée, travailleuse, n'a jamais été malade, n'a aucune habitude de boisson... etc. » Elle était bonne à tout faire depuis son arrivée à Paris, en 1860, et ce n'est que depuis cette époque qu'elle était sujette aux maux de tête qu'elle attribuait à la grande fatigue. Cependant elle continua à servir jusqu'au moment où elle est entrée à la Salpêtrière.

Il est bon de remarquer encore ici la rapidité de la guérison.

OBSERVATION V.

K..., femme D..., 50 ans, entrée le 14 février 1875,

D'après son fils, Mme D... est une très-bonne cuisinière et en dernier lieu était dans une grande maison. Jamais elle ne buvait, mais il lui arrivait fréquemment, surtout à la fin de la journée, d'avoir des migraines assez violentes, ce dont elle ne s'inquiétait nullement, « sachant bien que cela tenait au charbon. » Une fois cependant elle eut une véritable syncope accompagnée de bruits dans les oreilles, bourdonnements, éblouissements (voyait du feu, des étincelles). Elle accusait également des douleurs vagues qui la prenaient de temps à autres, mais le tout disparaissait par le grand air. A son entrée dans le service, elle est très-agitée ; en proie à des conceptions délirantes elle a des peurs, des frayeurs ; on la magnétise, on veut lui faire du mal, l'empoisonner ; on a vendu son corps à l'Ecole de médecine, etc... elle ne connait pas ses ennemis, mais elle les entend...

Quelques jours après son arrivée, le mieux commence à se manifester et la malade s'occupe ; elle entend cependant encore ses persécuteurs, mais n'ose plus en affirmer aussi catégoriquement l'existence, et bientôt même est la première à rire et à traiter de folies tous les propos qu'elle a tenus. Elle réclame sa sortie qui lui est accordée le 15 mai 1875.

Aucun antécédent héréditaire.

Réflexions. — La cause de la maladie est attribuée par Mme D... à une violente migraine qu'elle a éprouvée quelque temps avant son entrée à l'hospice. A dater de ce jour les craintes imaginaires se sont montrées et pour aller en augmentant. Il est à remarquer qu'à peine enlevée à son milieu, le mieux s'est fait sentir rapidement et après un séjour de trois mois à la Salpétrière, elle était tout à fait guérie.

OBSERVATION VI.

D..., 66 ans, cuisinière, entrée le 22 novembre 1873.

Cette femme est dans un état de santé physique très-mauvais; elle est pâle, maigre, sans forces. Elle présente un affaiblissement assez prononcé de la mémoire et des facultés intellectuelles, et ce n'est qu'à grand'peine que nous avons pu obtenir les renseignements suivants :

Il lui est arrivé plusieurs fois d'avoir des étourdissements; quant aux migraines c'était une chose ordinaire que le grand air faisait disparaître. Son délire est un délire franc des persécutions : on la poursuit, on lui fait des misères, des gens qu'elle ne connaît pas lui en veulent, lui lancent de la poudre avec des tubes; on cherche à l'empoisonner en mettant des saletés dans sa nourriture; elle ne sait pas pourquoi on la tourmente ainsi, car elle ne se connaît pas d'ennemis.

L'état physique constaté à l'entrée s'aggrave et elle succombe le 21 décembre 1874.

La malade ainsi que sa fille n'ont pu nous fournir

aucun détail sur sa famille ni sur l'origine de la maladie.

OBSERVATION VII.

E.. , 47 ans, cuisinière. entrée le 28 juillet 1874.

Depuis l'âge de 20 ans, elle fait la cuisine ; plus d'une fois elle a reconnu que le charbon lui faisait mal, mais elle y était accoutumée et en sortant tout disparaissait. Elle était sujette à de fréquentes migraines, assez intenses parfois pour la forcer à se mettre au lit ; en même temps elle éprouvait des éblouissements, se plaignait de voir des étincelles, des gerbes de feu, remplacées quelquefois par des raies noires, « comme des cheveux passant sans cesse devant ses yeux. »

Il y a plus de quatre ou cinq ans que les maux de tête ont cessé, mais à leur place les hallucinations sont arrivées. Elle entend la voix de gens qu'elle ne connait pas l'injurier, lui dire des sottises ; on la tourmente, on veut l'empoisonner, on l'endort simplement par la volonté. Quelquefois elle ne distingue que des sons confus. Elle a dû quitter sa place pour ne pas succomber aux complots tramés contre ses jours.

Aucune hérédité.

Réflexions. — La marche de la maladie est bien nette dans cette observation : les maux de tête se montrent les premiers, persistent un certain nombre d'années et disparaissent. Quatre ou cinq ans se passent sans que la santé ne soit altérée en rien ; puis, sans raison connue, le délire des persécutions apparaît avec tous ses caractères. Voilà deux ans que cette femme est dans le service ; la santé physique est excellente, malheureusement l'état mental n'a subi aucune amélioration. Tout fait présager la démence comme terminaison.

OBSERVATION VIII.

V..,, 29 ans, cuisinière, entrée le 15 juillet 1874.

Cette femme attribue sa maladie à de grandes fatigues qu'elle aurait éprouvées en étant en place. Souvent le sang lui montait à la tête, elle avait des étourdissements, elle ne pouvait plus parler, tout tournait autour d'elle, elle chancelait sur ses jambes, elle était comme ivre, puis elle sortait et le grand air la remettait.

Tel était son état lorsqu'un jour d'orage elle fut effrayée par les éclats du tonnerre et se sauva. C'est alors qu'on l'a ramassée dans la rue et amenée à l'hospice. Elle se croit poursuivie, on lui dit des choses désagréables, des injures, elle ne voit ni ne connaît les personnes qu'elle entend ; de plus elle a des hallucinations de la vue de nature mystique. Ainsi, tantôt c'est un prêtre qui se montre à elle, tantôt se sont les animaux de l'apocalypse qui courent dans le ciel, etc. (Aucune habitude alcoolique).

V... avait dissimulé ses hallucinations et c'est

grâce à son beau-frère que nous avons pu en avoir connaissance. La poussant alors sur ce point, elle nous dit qu'elle a vu le bon Dieu, la Sainte-Vierge, les anges ; elle fait du Christ un portrait tout autre que le classique. Elle ne sait pas pourquoi elle l'a vu ainsi, mais elle ne peut dire autre chose que ce qui est ; ce n'est pas une vision c'est bien réel, etc...

Pas d'antécédents héréditaires.

Réflexions. — V... est jeune, mais elle a été profondément atteinte. Les fatigues auxquelles elle attribue sa maladie ne sont pas selon nous la vraie cause. Il est évident que sujette aux étourdissements, à des pertes de sang continuelles et abondantes (ménorrhagies et métrorrhagies), elle devait facilement se fatiguer. Ce qui prouve bien que son organisme était réellement affaibli, c'est qu'elle continue son métier jusqu'au jour où un coup de tonnerre l'effraye, « lui fait perdre la tête » au point de se sauver dans les rues. A dater de ce moment, les maux de tête, les étourdissements cessent et sont remplacés par un délire des persécutions. La forme mystique de ces hallucinations tiendrait, d'après son beau-frère, à ce qu'elle a toujours été très-religieuse, dévote même, et n'ayant jamais eu l'intelligence bien développée, se laissant aisément impressionner par les sermons auxquels elle assistait.

Depuis que nous la connaissons, elle est calme, tranquille, travaille, répond assez convenablement quand on lui adresse la parole, mais évite autant qu'elle peut la visite du médecin. On dirait même qu'elle la redoute. Quoi qu'il en soit, l'état de V... est très-grave et malgré cette apparence de raison elle marche à grands pas vers l'incurabilité.

Observation IX.

P..., 50 ans, cuisinière, entrée le 20 octobre 1866.

Cette femme est sujette depuis longtemps à des maux de tête assez violents et parfois à des étourdissements. Elle ne sait pas trop à quoi attribuer ces malaises qui, après l'avoir laissée tranquille pendant plusieurs années, ont reparu depuis peu.

Actuellement elle présente un délire très-net des persécutions. Elle voit des voleurs sur les toits des maisons, des assassins courent après elle, elle les entend nuit et jour; elle ne comprend absolument rien à ce qui lui arrive, car elle n'a jamais fait de mal à personne et ne se connaît pas d'ennemis ; elle se plaint également de n'avoir plus la mémoire aussi fidèle que par le passé (c'est ainsi qu'elle ne se rappelle plus son âge 50 ans), de ne plus savoir prendre une résolution, d'hésiter pour tout ce qu'elle a à faire, enfin, d'être toujours incertaine. Néanmoins, sa conversation est suivie, sensée, et ne présente pas trop de déraison: on n'observe pas le moindre embarras de la parole, et cependant il y a une faiblesse marquée dans le bras droit, datant déjà d'un certain temps.

Après un séjour de dix-huit mois à l'hospice, elle

est guérie le 15 mai 1868, n'ayant plus d'hallucinations d'aucune sorte, mais conservant encore un affaiblissement assez notable de la mémoire.

Aucune hérédité connue au dire de la malade.

Réflexions. — Cette femme ne nous offre-t-elle pas un exemple non pas de paralysie, mais de faiblesse musculaire survenue à la suite de l'exposition prolongée aux vapeurs du charbon ?

On sait que M. Bourdon, dans sa thèse inaugurale (1), a étudié d'une manière très-remarquable les paralysies consécutives à l'asphyxie par les gaz du charbon. Il démontre par de nombreux exemples que dans les cas d'asphyxie où l'intoxication est rapide, on peut voir subsister, lorsque la mort ne survient pas, une paralysie d'une moitié du corps ou d'un membre. D'autres fois, les asphyxiés conservent seulement, mais pendant des mois, des années, une simple faiblesse musculaire.

Or, P... est cuisinière depuis plus de trente ans, sujette à des céphalalgies, des faiblesses, des étourdissements, etc,; l'intoxication, ainsi qu'il arrive d'habitude, a eu lieu lentement; son bras droit devient moins fort, elle éprouve de la difficulté à s'en servir; cet état reste stationnaire et lorsqu'elle a quitté l'hospice, rien n'était changé de ce côté. N'est-ce vraiment pas là, nous le répétons, un fait rentrant dans le travail que nous citions plus haut ?

(1) Bourdon. Des paralysies consécutives à l'asphyxie par la vapeur de charbon. Thèse de Paris, 1843.

Observation X.

Sum..., 75 ans, cuisinière, entrée le 6 mars 1870.

Cette femme a fait la cuisine toute sa vie. Elle était très-sujette à des maux de tête, des étourdissements, des éblouissements qui disparaissaieut au grand air. Elle n'a jamais eu d'habitudes alcooliques, ou du moins ses enfants qui donnent ces renseignements ne s'en sont jamais aperçus et, de plus, rien dans les symptômes ne le fait soupçonner. La malade présente actuellement un notable affaiblissement des facultés intellectuelles, (perte de la mémoire, indifférence à tout ce qui l'entoure). Elle a peur de gens qui la poursuivent, qui lui veulent du mal sans raison, puisqu'elle ne les connaît pas.

S... était dans un état de santé physique très-délabré, lorsqu'elle arriva dans le service ; elle n'a fait que décliner rapidement et la mort est survenue le 5 juin 1870.

Observation XI.

Fr..., 50 ans, cuisinière, entrée le 16 septembre 1872.

Elle présente des idées de persécutions ; on l'injurie, on lui en veut ; elle a des hallucinations de l'ouïe, de l'odorat ; on lui lance des odeurs, on veut l'empoisonner. Violentes migraines antérieures.

Pas d'hérédité. Sort guérie le 27 mars 1873.

Réflexions. — Nous n'avons aucun renseignement sur cette malade, mais les caractères du délire mentionnés dans la note médicale, la rapidité de la guérison, l'absence d'hérédité, nous paraissent suffire pour attribuer à bon droit la maladie de Fr.., à une intoxication par le gaz oxyde de carbone.

Deuxième catégorie.

Chez les malades de cette catégorie, à l'affection primitive vient s'ajouter l'alcoolisme, et, chose importante à noter, *la spécificité* du délire qui fait l'objet de ce mémoire n'éprouve aucune modification de cette complication. Ainsi que nous l'avons déjà indiqué, les hallucinations dues à l'intoxication alcoolique restent distinctes des hallucinations du délire des persécutions; ces deux états se mélangent, mais ne se combinent pas. D'ailleurs, ces cas sont relativement assez rares ainsi qu'on peut le voir par le nombre restreint d'observations que nous pouvons présenter sur ce point.

Observation XII.

B..., 45 ans, cuisinière, entrée le 13 mai 1875. Au moment de son arrivée à l'hospice, cette femme présentait un délire alcoolique des plus francs; elle ne cache d'ailleurs nullement ses habitudes de boisson, et avoue qu'en se levant elle buvait du rhum et dans la journée du vin, mais jamais d'absinthe. Aux reproches qu'on lui adresse, elle répond : « C'est fatal : il fait chaud dans la cuisine, le charbon donne des gaz qui font mal à la tête, on a soif et on boit. » De plus, elle est persécutée : des gens qu'elle ne connaît pas lui veulent du mal : on cherche à lui nuire ; elle voit des hommes armés, des rats, des chiens, des serpents, le tout au milieu de flammes, d'étincelles, de cercles lumineux.

. Autrefois, il lui est arrivé d'avoir des étourdissements et des bruissements dans les oreilles, surtout lorsqu'elle travaillait les fenêtres fermées, mais ces phénomènes disparaissaient promptement au grand air.

Dès le 20 mai, tout délire a cessé : elle raisonne bien sur son état et sort le 27 mai 1875, promettant bien de ne plus recommencer.

Aucune hérédité.

Réflexions. — Une conséquence de l'exposition à la chaleur, c'est la soif habituelle qu'elle occasionne chez ceux qui y sont soumis. Il en résulte une disposition à boire qui les engage à faire usage des alcooliques et les conduit rapidement et insensiblement à l'abus des liqueurs fermentées et distillées. C'est ce que nous voyons arriver chez B...: lorsque nous l'avons examinée pour la première fois, elle était franchement alcoolique. Elle voyait des animaux immondes, des rats, des serpents, etc.., mais après quelques minutes d'interrogatoire, il se révélait des idées de persécution et toutes les visions étaient entourées de cercles de feu, de flammes, d'anneaux lumineux, phénomènes qui appartiennent à la folie par le charbon.

Un excès de boisson a suffi pour faire éclater le délire resté à l'état latent.

Ces deux affections ont marché côte à côte, l'une

prenant à l'autre ce qu'elle pouvait lui prendre, sans pour cela faire corps avec elle. On pourrait dire qu'il y a dans ce cas quelque chose d'analogue à ce que l'on voit dans l'hystéro-épilepsie, où l'on trouve des mouvements convulsifs, de nature distincte et avec leurs traits caractéristiques, marchant parallèlement chez le même individu sans se confondre.

OBSERVATION XIII.

L..., 72 ans, cuisinière, entrée le 3 mai 1873. Cette femme a toujours été très-nerveuse, très-vive, sujette depuis son enfance à des attaques de nerfs pendant lesquelles elle se trouvait mal. Elle a fait la cuisine toute sa vie, et plus d'une fois, dit sa fille de qui nous tenons ces renseignements, elle s'est plainte d'étourdissements, de bruits dans les oreilles. Il lui est même arrivé de tomber en syncope. Parfois elle voyait des flammes, des étincelles, des points brillants au milieu desquels se montraient des animaux. Cette femme, lorsqu'elle avait trop chaud, buvait d'abord de l'eau, puis peu à peu y mélangea du vin, de l'eau-de-vie, et insensiblement finit par devenir alcoolique.

Lors de son entrée dans le service, elle était assez agitée et on l'avait arrêtée faisant scandale dans la rue, balayant le pavé avec son mouchoir, etc.

Aucun antécédent héréditaire.

Réflexions. — L'explosion du délire remonte au

mariage de sa fille qui eut lieu contre son gré. Depuis lors ce furent des plaintes incessantes contre ses enfants, trouvant tout mal, quoi que ceux-ci fissent pour la contenter. Néanmoins elle vivait avec eux ; depuis quelque temps, sa fille exerçant une surveillance active, elle ne pouvait s'abandonner à ses habitudes d'alcoolisme. Un jour cependant elle s'échappa. Tout fait supposer que livrée à elle-même, elle aura fait un excès de boisson, à la suite duquel on l'a arrêtée.

Nous voyons encore ici, bien qu'à un moindre degré, les hallucinations de nature alcoolique marcher de pair avec les hallucinations spéciales de l'intoxication. Malheureusement il nous a été impossible de constater si L... présentait des idées de persécution. Cette femme d'une santé générale mauvaise, très-affaiblie, a succombé le 26 mai 1874.

Observation XIV.

M... 44 ans, cuisinière, entrée le 10 mai 1869. Cette femme a déjà été traitée à la Salpêtrière pour la même maladie qui nécessite aujourd'hui sa rentrée : elle est alcoolique ; les abus de liqueurs fortes remontent à plusieurs années ; rien ne peut la guérir de ce vice qu'elle même déplore. Lors de son entrée, elle présentait un affaiblissement des facultés intellectuelles, une perte incomplète de la mémoire, de l'incohérence dans les idées, voyait des animaux, des chiens, des chats, des chevaux, etc. entourés de flammes et de feux d'artifices ; elle se livrait à des actes dangereux pour les personnes qui se trouvaient avec elle. On constate de plus chez M..., un tremblement marqué de la langue et des mains. Un mois après son admission, le délire avait presque disparu, la malade travaillait et cherchait à se rendre utile.

Le 1ᵉʳ juillet 1869, elle était rendue à la liberté complètement guérie.

Antécédents inconnus.

Réflexions. — Cette malade est alcoolique ; les idées de persécution n'existent pas et l'on constate seulement que les visions se produisent au milieu des flammes. Il est peut-être hasardeux de diagnostiquer une affection d'après un seul symptôme, mais comme dans les deux observations précédentes nous l'avons noté, nous croyons pouvoir par analogie faire rentrer ce cas dans cette deuxième catégorie.

Qu'il nous soit permis maintenant d'ajouter (incidemment pour ainsi dire) trois faits sur lesquels nous ne possédons que des renseignements fort imparfaits ; nous ne pouvons que reproduire le certificat d'admission. Ce qui nous a engagé à citer ces observations, c'est la similitude que nous avons trouvée entre les quelques lignes brèves, concises, de la note médicale et les symptômes que nous avons énumérés précédemment. Il est probable, si ce n'est certain, que si nous avions pu interroger ces malades, nous aurions trouvé tous les caractères de la folie causée par le charbon.

OBSERVATION XV.

M..., 50 ans. cuisinière, admise le 27 septembre 1872. Atteinte de délire mélancolique avec hallucinations de l'ouïe, idées de persécution, on la menace de la frapper, de la tuer, on cherche à pénétrer dans sa chambre, on l'injurie dans la rue, découragement profond. Excès alcooliques, voit des serpents, des chats, etc.

Transférée à Fanis, le 7 avril 1874.

OBSERVATION XVI.

M..., 37 ans, cuisinière, entrée le 22 avril 1872. Atteinte du délire des persécutions; idée dominante, qu'elle est empoisonnée dans ses aliments; excitation nocturne; hallucinations de la vue, de l'ouïe, habitudes alcooliques. Sortie guérie, le 15 mai 1873.

OBSERVATION XVII.

D..., 66 ans, entrée le 22 décembre 1873, présente un délire des persécutions. On lui lance de la poudre avec des tubes, on lui dit des injures, on cherche à l'empoisonner. Excès alcooliques.

Morte le 21 février 1874.

Troisième catégorie.

Les faits consignés dans cette troisième catégorie n'offrent plus un délire aussi net que celui que nous avons vu dans les catégories précédentes. Les manifestations psychiques sont variables, il est vrai, mais en y regardant attentivement, on parvient le plus souvent à reconnaître les traces non équivoques du délire propre à l'intoxication par le gaz oxyde de carbone. En rapportant ces observations, nous essaierons de faire ressortir les points qui nous intéressent.

Observation XVIII (1).

C..., 27 ans, née dans le Luxembourg, à Paris depuis dix ans, puis femme de chambre ; entrée le 18 mars 1867.

Une tante maternelle morte folle. La sœur aînée est sujette à des crises nerveuses qualifiées d'attaques d'hystérie.

C... jouit habituellement d'une bonne santé ; est bien réglée, et quoique cuisinière ne boit jamais que de l'eau rougie. Pour la première fois, au mois de janvier 1867, elle fut prise « d'étourdissements, de grandes oppressions, d'étouffements causés par

(1) Obs. XXXIX de la Folie névropathique (ouvr. cit.).

une boule qui lui semblait devoir être grosse comme un petit œuf. »

Attribuant ses malaises à son état de cuisinière, elle se fit femme de chambre. Elle n'en continua pas moins d'être malade, mais beaucoup moins. Un peu plus tard enfin, alors qu'elle se croyait tout à fait débarrassée, elle perd le sommeil, devient inquète, agitée, la nuit elle entend des bruits, des voix qui se disputent; elle voit sur les murs blancs de sa chambre des têtes grimaçantes, des fantômes qui gesticulent; on la secoue, on lui donne la sensation de la mort, elle se sent mourir..., puis tout à coup elle revient à elle, ou plutôt elle ressuscite ; elle a été couronnée reine de France, elle avait sa couronne sur sa tête quand on l'a amenée à la Salpêtrière ; on la lui a retirée en arrivant. Souvent elle a eu l'idée de se faire mourir, « mais, ajoute-t-elle, ce n'était qu'une idée ; je crois que je n'en aurais jamais eu le courage. »

Quoi qu'il en soit, sa famille a pris peur et s'est décidée à lui faire donner des soins.

C... s'est demandée bien souvent si elle n'était pas dupe de son imagination échauffée, si, comme *des voix* le lui répétent souvent pendant son sommeil, et même quand elle est bien éveillée, elle n'était pas folle. Ses incertitudes sont encore les mêmes aujourd'hui...

Après plusieurs mois de traitement (douches vertébrales, pilules de belladone), les hallucinations, les craintes imaginaires ont complètement cessé. La malade veut absolument en reporter la cause au feu de ses fourneaux, mais rien ne peut lui ôter de l'esprit qu'on lui a donné la couronne de France, et que c'est par jalousie que ses sœurs l'ont fait enfermer.

Sortie le 20 juillet 1867. Transférée à Ypres (Belgique).

Réflexions. — C... présente bien les caractères de la folie névropathique : développement rapide des troubles cérébraux, demi-conscience du délire, idées de suicide..., etc., mais en outre, nous trouvons chez cette malade, une première période où se montrent des étourdissements, des oppressions. C... quitte un métier qui, selon elle, est la cause de son mal et se trouve bien de sa résolution. Un certain temps se passe : tout symptôme morbide a disparu, la santé semblait être revenue pour toujours, lorsque sans raison plausible, le sommeil se perd, des hallucinations de la vue et de l'ouïe surviennent, l'incertitude se révèle dans toutes ses paroles : nous insistons sur ces derniers phénomènes (étourdissements, intermittence entre les premiers accidents morbides et les hallucinations) qui nous paraissent appartenir plus particulièrement à l'intoxication par le carbone, et motivent ainsi la place que nous avons assignée à cette observation.

OBSERVATION XIX (1).

B..., 46 ans, cuisinière, entrée le 26 juillet 1866. Un de ses frères a eu des attaques de nerfs. Quant aux autres membres de la famille, rien de certain sur leur état de santé.

Enfance exempte de maladies graves; de très-bonne heure, violentes migraines : à 22 ans, entre pour la première fois en service comme cuisinière. Sauf ses migraines habituelles, elle continue à jouir de la meilleure santé jusqu'à 46 ans.

Deux mois avant son admission à la Salpètrière, tout à coup, sans qu'il fût survenu aucun changement dans sa santé, elle se sent comme transformée « elle se trouve changée de la tête aux pieds, elle n'est plus elle même. »

Sa tête bouillonne (c'est son expression). ses oreilles sont pleines de bruits et de voix confuses, inintelligibles; elle a peur de tout ; elle qui n'a jamais été dévote songe au bon Dieu, et le prie de ne pas l'abandonner. Cet état, dont la malade nous rendait compte avec une certaine présence d'esprit, succède parfois à une véritable stupeur accompagnée de refus d'aliments, de mots entrecoupés révélant ses idées de suicide.

Réflexions. — Cette malade présente un exemple de névrose héréditaire transformée, mais, de plus.

(1) Obs. XLIX de la Folie névropathique (ouv. cit.).

nous constatons chez elle la présence de migraines existant depuis longtemps et persistant encore. Puis, arrivée à 46 ans, jouissant d'une bonne santé, le délire éclate sans raison, délire névropathique complet, à travers lequel percent des bourdonnements d'oreilles, des bruits de voix confuses, en un mot, hallucinations de l'ouïe, qui, on le sait, n'appartiennent pas à la folie hystérique et qui, croyons-nous, doivent être rapportées aux effets produits par les vapeurs du charbon.

Observation XX.

P..., 36 ans, cuisinière, entrée le 31 décembre 1866. Cette malade n'a jamais eu l'intelligence bien développée; elle sait lire et écrire, mais juste ce qu'il faut pour sa dépense; elle est assez calme au moment de son entrée et peut donner quelques détails sur sa position.

Elle travaille dans une pièce basse, mal aérée; elle a eu assez souvent des étourdissements, des bruits dans les oreilles, mais jamais à se trouver mal. Puis, sans savoir pourquoi, elle est devenue triste, pleurant à tout propos; il y a des gens qui lui en veulent; on lui dit des injures, on la suit dans les rues, au marché, et pourtant elle ne se connaît pas d'ennemis; peu à peu, son caractère se modifie: elle devient méchante, elle crie, elle hurle, elle marche, elle a besoin de mouvement, et on est alors dans la nécessité de lui mettre le gilet de force.

Quelques jours se passent ainsi, puis l'état maniaque se calme ; il y a une période de bien relatif, promptement remplacé par une période de mélancolie. Après des alternatives de dépression et d'excitation, cette malade présente des signes non équivoques de démence et est transférée à Saint-Lizier, le 30 août 1870.

Aucune hérédité connue.

Réflexions. — Nous voyons dans cette observation les désordres cérébraux, résultat de l'intoxication carbonique, revêtir le caractère de la folie dite « à double forme. »

Lorsque la malade est arrivée de Sainte-Anne, elle sortait de la période de manie. La lucidité était à peu près complète et elle a pu rendre compte de son état. Les troubles dus aux vapeurs de charbon sont assez faciles à reconnaître, et, n'était-ce cette succession de dépression et d'excitation, cette observation trouvait sa place naturelle dans la première catégorie.

OBSERVATION XXI.

Aub.., 41 ans, cuisinière, entrée le 9 juin 1866. Cette femme, très-excitée au moment de son entrée, est en pleine crise de manie aiguë. Un mois après, elle est assez calme pour rendre compte de son état. Elle raconte avoir été prise pour la première fois d'un accès de manie à l'âge de vingt-et-un ans et

que depuis, elle a été huit ou neuf fois malade, chaque accès survenant sans aucun motif. Chaque crise
dure environ quinze jours ou trois semaines, puis
tout disparaît aussi rapidement que l'invasion a été
brusque, et un mois après elle est en état de reprendre ses fonctions. Ellè dit également avoir eu à
plusieurs reprises de violentes migraines, précédées
ou suivies d'étourdissements.

Aucune hérédité.

La malade sort guérie le 14 février 1867.

Réflexions. — Rien à signaler ici, si ce n'est la
répétition des accès de manie et l'existence typique
des maux de tête et des étourdissements. Sans avoir
aucune certitude, nous avons tout lieu de penser
que son état est pour beaucoup dans ces rechutes
si fréquentes. D'après les conseils qui lui ont été
donnés, elle a dû changer de profession. Depuis
lors, on ne l'a pas revue, malgré ses promesses.
A-t-elle guéri? Est-elle allée finir ses jours dans un
asile de province?

OBSERVATION XXII.

B.., 75 ans, cuisinière, entrée à la Salpêtrière le
17 février 1876, venant de l'Asile de Vaucluse.

Cette malade, à son arrivée, présente un peu
d'excitation maniaque, d'incohérence dans les idées :
une surdité presque complète rend toute conversation impossible. C'est à sa sœur, âgée de quatre-

vingt-deux ans, que nous devons ces renseignements donnés avec la *plus parfaite lucidité*.

B... est cuisinière depuis l'âge de 20 ans. Elle a toujours joui d'une bonne santé, et sauf des maux de tête fréquents, ne s'est jamais trouvée arrêtée dans son travail.

En 1848, elle fut effrayée des événements politiques, perdit le peu d'argent qu'elle possédait, placé chez ses maîtres, qui étaient commerçants. Elle resta néanmoins à leur service et les aida de tout son pouvoir à réparer les pertes qu'ils avaient subies. Cette femme se maria, eut trois enfants, et ses couches furent heureuses. Sa profession exigeant toujours la station debout, elle vit apparaître des varices dont elle ne s'inquièta nullement.

Il y avait plusieurs années qu'elle avait quitté le service et vivait avec sa sœur, lorsque, sans motif appréciable, le 5 mai 1875, une de ses varices (jambe gauche) se rompit. Il y eut une hémorrhagie qui fut arrêtée par un médecin qu'on avait aussitôt envoyé chercher. La plaie se cicatrisa sans accidents. Un jour B... se montra plus gaie que de coutume, riant, causant avec volubilité. Elle disait voir son père, sa mère, morts depuis longtemps, ses anciens maîtres, la Sainte-Vierge, etc. De plus, elle entendait des voix, des bourdonnements, le son des cloches ; cet état dura quatre ou cinq jours, puis, brusquement, elle devient furieuse, se met à crier, à chanter, à casser et briser tout.

Ce fut alors que, sur la plainte des voisins, le

30 novembre 1875, elle fut envoyée à Sainte-Anne, et de là à Vaucluse.

Aucun antécédent héréditaire.

Réflexions. — On remarquera chez B... une période prodromique de très-longue durée. Les événements politiques qui surviennent, la perte du petit pécule qu'elle avait amassé, rien ne l'abat; elle se remet au travail avec courage. Elle quitte son métier bien portante moralement, et, c'est à la suite de la rupture d'une varice, et même après la guérison de cet accident (1) que le délire éclate avec ses caractères propres : hallucinations de la vue, de l'ouïe etc., puis tout à coup, l'excitation maniaque, franche, apparaît. Or, depuis quatre mois, cet état a presque complètement cessé et fait place à une démence dont la marche a été très-rapide.

OBSERVATION XXIII.

R.., 42 ans, cuisinière, entrée le 2 février 1873.

Cette femme est pâle, anémiée ; elle se plaint d'avoir depuis longtemps déjà des maux de tête et des étourdissements. Elle est triste, sombre, soucieuse, ne répond que par monosyllabes. Cet état dure depuis le mois de septembre 1872, époque à laquelle

---

(1) La plaie s'est rouverte et la jambe offre actuellement un ulcère variqueux de 5 centimètres de diamètre environ, dont la présence n'a en aucune façon agi sur le moral. L'indocilité de la malade rend tout traitement difficile pour ne pas dire impossible.

elle éprouva un chagrin exagéré. A dater de ce jour, elle se jeta dans la dévotion, et le 4 septembre (date précise), à l'église Saint-Augustin, la Vierge lui apparut « toute vêtue de blanc, en immaculée conception, lui donnant des consolations non pas dans le langage vulgaire, mais dans un langage particulier qu'elle a compris et qu'il lui est impossible de traduire. » Cette femme ne veut faire aucune concession sur cette vision. Elle soutient avoir vu la Vierge ; comment cela se fait-il ? elle n'en sait rien ; comment cela a-t-il eu lieu ? elle l'ignore, mais pour sûr elle l'a vue, elle l'a entendue, elle en est certaine, rien ne pourra lui ôter de l'idée. De plus, elle aide maintenant à la conversion des pècheurs ; par elle, les péchés seront remis. Elle doit éprouver des maux plus grands que ceux qu'elle a supportés jusqu'à présent.

Il y a tendance à la démence qui est confirmée lorsqu'elle est transférée à Fains le 7 avril 1874.

Aucune hérédité.

Réflexions. — R... offre assez nettement les caractères communs, propres au délire provoqué par l'intoxication des vapeurs de charbon. Seulement, ce qu'il y a de remarquable ici, c'est la prédominance des idées religieuses. Cette observation pourrait être rapprochée de l'observation 8 placée dans la première catégorie de ce travail.

Observation XXIV.

M.., 48 ans, cuisinière, entrée le 16 juillet 1867.

Cette femme présente dès son entrée un affaiblissement des facultés intellectuelles. La mémoire, sans être complètement perdue est cependant assez gravement atteinte, et il faut un temps assez long pour obtenir une réponse aux questions les plus simples. Elle n'a aucun souci de son état et reste parfaitement indifférente à tout ce qui l'entoure. Cette apathie est parfois réveillée par des moments d'irritabilité à propos des causes les plus futiles. Etant chez elle, elle s'est livrée à des voies de fait contre ses parents, sans aucun motif. Elle est sujette à des étourdissements, des douleurs de tête, des bruits dans les oreilles; elle présente des idées vagues, confuses, de plus, elle a peur des assassins, elle les entend venir, etc.

On remarque chez elle un embarras de la parole, un tremblement de la langue, des lèvres, des mains, qui font redouter une paralysie générale. Cependant l'état ne change pas, et à partir du mois d'août 1868 elle devient gâteuse; dès lors elle ne fait que décliner et meurt le 21 octobre 1868 sans avoir offert les signes positifs de la paralysie générale.

Réflexions. — Cette malade présente un fait particulier sur lequel il est utile d'attirer l'attention : lors de son entrée, le tremblement de la langue, des lèvres, le bégayement, etc., firent pronostiquer une paralysie générale comme extrêmement probable. Or, à la mort survenue quinze mois plus tard, aucun changement ne s'était manifesté dans l'état mental, et l'autopsie ne révéla aucun des caractères pathognomoniques de l'affection présumée. Y aurait-il ici un état particulier simulant la paralysie générale, une pseudo-paralysie agissant sur les facultés intellectuelles à la manière des pseudo-paralysies musculaires, signalées par M. Bourdon? C'est là un point qu'il serait intéressant d'approfondir, ce que nous n'avons pu faire faute d'un nombre suffisant d'observations.

OBSERVATION XXV.

L.., 50 ans, cuisinière, entrée le 23 décembre 1866. Cette femme, cuisinière depuis l'âge de vingt ans dans son pays, était à Paris depuis six semaines seulement. Après avoir servi pendant un mois environ, elle quitte sa place disant qu'elle avait trop d'ouvrage. Elle se plaint d'avoir souvent mal à la tête, d'entendre des gens qui lui disent des injures, qui lui en veulent, etc.., Cela n'est pas récent, car elle a été séquestrée pendant seize mois à l'Asile de Pontorson « par les machinations d'un moine qu'elle avait refusé d'épouser. »

A son arrivée dans le service, elle dit que, se trouvant sans place, elle a été chez un de ses cousins habitant Paris qui l'a conduite auprès d'un commissaire de police et de là à la Préfecture, où elle passa quatre jours. Elle ne peut se rendre compte de la raison qui l'a fait enfermer dans une maison de fous, elle qui n'est pas malade. Elle suppose que cela doit venir de son cousin qui lui doit 400,000 francs, d'une part d'héritage. D'un autre côté, elle a été réclamer aux membres de la mairie de St-Nicolas, sa ville natale, une somme de 100,000 francs qui lui était due à titre d'indemnité; enfin, elle doit épouser très-prochainement un appareilleur à gaz qui possède 20,000 francs de rente : cet homme est déjà marié, mais peu importe.

Une tante maternelle morte d'apoplexie.

L... a été transférée à Saint-Lô sans aucune amélioration, le 15 juillet 1867.

Réflexions. — Comme dans l'observation précédente, nous trouvons-nous encore ici, en face d'une pseudo-paralysie? Tout nous porte à le croire. En effet, les idées de grandeur, de richesse, etc., très-manifestes dès le début, avaient fait pronostiquer une paralysie générale ; or, pendant un séjour de dix-huit mois à la Salpêtrière, la malade resta dans le même état, sans amélioration ni aggravation, et lors de son transfert dans l'Asile d'aliénés de son département, le diagnostic n'était pas confirmé.

Outre cet état, il est bon de remarquer que les migraines, les étourdissements, les idées de persécution existent assez nettement dans ces deux dernières observations, pour nous autoriser à penser que ce sont bien réellement deux cas de folie causée par l'intoxication du gaz oxyde de carbone.

OBSERVATION XXVI.

R.., cuisinière, entrée le 18 juillet 1868.

Cette malade a été tour à tour cuisinière et couturière depuis qu'elle est à Paris, c'est-à-dire depuis douze ou quinze ans.

Elle attribue à des chagrins d'intérieur, à la misère qu'elle a dû subir à plusieurs reprises, l'état où elle se trouve actuellement. « Comme toutes les cuisinières, dit-elle, j'ai eu souvent des migraines, mais rien de plus. » Elle a toujours joui d'une bonne santé et ne connaît aucun aliéné dans sa famille. On constate facilement une diminution de la mémoire ; elle se plaît à faire connaître les richesses dont elle héritera à la mort de son père, qui est fort riche ; la parole est lourde, embarrassée, empâtée même. Pas d'inégalité des pupilles.

La paralysie générale qui, durant les premiers mois était restée douteuse, s'est accentuée de plus en plus jusqu'à la mort, qui eut lieu le 21 janvier 1870.

Réflexions. — Ici, il n'y a aucun doute possible : R... était paralytique générale. Mais à quoi faut-il attribuer cette maladie ? A la misère ? aux chagrins ? Ces causes ont été signalées il est vrai, mais les sujets frappés étaient prédisposés par leurs antécédents héréditaires. Il est à supposer que dans le cas qui nous occupe, R... n'ayant aucune hérédité, l'intoxication aura agi de son côté et sera venue s'ajouter aux causes précitées. Nous pourrions appuyer notre hypothèse de l'autorité de Marcé, qui, dans son traité

des maladies mentales s'exprime ainsi, à propos de
l'étiologie de la paralysie générale (1).

« Les causes physiques sont les coups et les chutes
sur la tête, l'influence fâcheuse de certaines professions qui tendent à congestionner le cerveau : les
individus qui vivent immobiles dans des espaces
étroits et mal aérés, les cuisiniers qui sont sans cesse
exposés à une température élevée et aux émanations
du gaz résultant de la combustion, fournissent un
assez grand nombre de paralytiques. »

Néanmoins, malgré cette affirmation si précise,
nous maintenons l'opinion que nous émettions plus
haut, de l'existence *possible* d'une pseudo-paralysie.

OBSERVATION XXVII.

M.., 27 ans, cuisinière, entrée le 10 juin 1866.

Depuis que cette femme est à Paris, elle est en
service comme bonne à tout faire dans de petits mé-
nages. Naturellement elle s'occupait de la cuisine
et à différentes reprises s'est plainte des migraines
que lui causait le charbon. Une fois, elle fut ramassée par terre, presque asphyxiée par les vapeurs de
son fourneau. On put la faire revenir assez rapidement à elle, et elle reprit ses fonctions comme par
le passé. Rien ne paraissait changé dans son caractère ni dans sa manière de vivre, lorsqu'un jour elle

(1) Marcé. Traité pratique des maladies mentales, p. 472.

apprit la mort du porteur d'eau qui l'avait relevée lors de son accident. Cette nouvelle l'impressionna vivement, et à la suite, un délire général se déclara.

Lorsqu'elle arriva à l'hospice, on constata une loquacité intarissable, des hallucinations incessantes, une incohérence absolue et des idées de persécutions.

Cinq mois après, M... prend de l'embonpoint, la santé générale est excellente, mais le délire est toujours le même.

« Il est fort à craindre, disait alors M. Moreau (de Tours), que cette jeune fille ne guérisse pas. » Ce pronostic fut promptement confirmé et lorsque la malade fut transférée à Saint-Lizier, en 1870, la démence était déclarée depuis près de trois ans.

M... s'était toujours bien portée, n'a jamais eu d'attaques de nerfs et l'apparition de la menstruation s'était faite normalement.

Aucune hérédité dans la famille.

Réflexions. — Cette malade, jeune encore, est un exemple frappant de la rapidité avec laquelle peut agir une intoxication énergique. En service depuis cinq ou six ans seulement, elle jouissait d'une bonne santé tout en étant sujette à des migraines... Un jour l'empoisonnement est pour ainsi dire complet puisque M... tombe privée de sentiment. Néanmoins, elle se remet promptement, mais le coup était porté. Sous l'influence d'une cause en apparence insignifiante, la mort d'un homme qu'elle ne connaissait que pour lui avoir donné des secours, le délire éclate; non pas un délire calme, tranquille, mais bien un délire maniaque aigu, au milieu duquel percent des idées de persécution.

Quant à la nature des hallucinations, il a été impossible de les apprécier vu l'état de la malade. Remarquons de plus le peu de temps qu'il lui a fallu pour tomber dans la plus complète démence, cinq mois seulement!

Ici se termine la série d'observations d'après lesquelles nous avons cru pouvoir établir l'action particulière exercée sur les facultés de l'intelligence par l'intoxication lente du gaz oxyde de carbone. Nous espérons cependant, malgré leur nombre restreint, être parvenu à donner une idée exacte du genre de folie auquel ce mémoire est consacré. Pour compléter, il reste à examiner le diagnostic, le pronostic et le traitement.

C'est ce que nous allons faire dans les chapitres suivants.

DIAGNOSTIC

Faire un diagnostic détaillé des vésanies présentant comme symptômes des hallucinations des sens et du délire des persécutions serait faire l'histoire du plus grand nombre des maladies mentales. Les faits que nous avons réunis dans ce travail nous ont paru propres à donner une idée du délire et des formes sous lesquelles il pouvait se manifester. Renvoyant pour de plus amples détails à leur lecture, nous nous bornerons à indiquer simplement les éléments nécessaires pour établir le diagnostic différentiel.

En pathologie mentale, on le sait, il faut pour arriver à un résultat offrant des chances sérieuses d'exactitude, avoir recours à deux sources dissemblables mais qui se complètent l'une à l'autre.

La première c'est l'interrogatoire des parents, des amis, concernant les faits antérieurs au délire, les habitudes, la manière de vivre, les antécédents du malade, etc. (et nous devons ajouter en passant, que cet interrogatoire est souvent plus difficile que celui du malade lui-même : nous avons vu plus d'une fois des parents dont l'état mental laissait au moins autant à désirer que celui de la personne sur laquelle ils venaient donner des renseignements. Dans ces cas, il est très-difficile, si ce n'est même impossible d'obtenir aucun éclaircissement.)

La seconde, c'est l'examen direct de l'aliéné qui,

par des réponses habilement provoquées, vous met le plus souvent lui-même sur les traces de son délire. On n'a plus qu'à le laisser parler, à l'encourager dans cette voie, et il est rare alors qu'il ne finisse pas par vous ouvrir le fond même de ses pensées.

Donc, pour arriver au but qu'on se propose, c'est-à-dire savoir en présence de quel genre d'affection on se trouve, il faudra s'informer de sa profession, depuis combien de temps elle est exercée, de l'âge (cette maladie étant plus fréquente au-delà de quarante-cinq ans, on comprendra que cette donnée si futile qu'elle paraisse venant s'ajouter aux autres signes, puisse constituer un élément utile).

On recherchera ensuite l'hérédité, dont l'absence est ici un des phénomènes les plus constants.

— A quelle époque remonte la maladie ?

— Comment a-t-elle débuté ?

— Le malade était-il sujet aux migraines, aux étourdissements, aux syncopes, etc.

— Quel était son caractère ? Remarquait-on chez lui du vague, de l'incertitude, tant dans ses actes que dans ses paroles, etc. ?

— Combien de temps s'est-il écoulé entre ces premiers accidents et la manifestation du délire, etc., etc. ?

Tels sont d'une manière générale les points principaux sur lesquels la famille, et parfois l'aliéné lui-même peuvent vous éclairer : il est bon toutefois de se tenir sur ses gardes et de ne pas ajouter une confiance aveugle dans tout ce qui vous sera dit ; on ne sait pour quelles raisons il se trouve des gens qui cachent avec une certaine obstination les faits que, dans l'intérêt du malade, vous cherchez à connaître.

Prémuni contre les erreurs possibles, le médecin procédera à son tour à l'examen de la personne confiée à ses soins. Nous ne pouvons mieux faire ici que de renvoyer aux excellents conseils que donne M. Tardieu (1) pour interroger les fous ; les règles générales y sont tracées avec une clarté remarquable, et il est impossible de faire ressortir plus nettement le rôle du médecin aliéniste dans la question souvent si difficile du diagnostic.

Dans le cas particulier qui nous occupe, l'examen devra porter plus spécialement sur certains points sur lesquels nous croyons devoir appeler l'attention :

Il faudra étudier le genre de délire qu'on a sous les yeux, rechercher s'il y a des hallucinations, quelle est leur nature, etc. (hall. **de la vue**, de l'ouïe, du goût, etc.

S'il y a alcoolisme concomitant, voir si les hallucinations propres à cette affection sont bien distinctes des hallucinations dues à la vapeur de charbon.

Examiner l'état physique, rechercher s'il n'y a pas de la faiblesse musculaire, de paralysie plus ou moins complète, en connaître la cause, en un

____

(1) A. Tardieu. Étude médico-légale sur la folie.

mot savoir si on ne se trouve pas en présence d'une paralysie consécutive à l'asphyxie par la vapeur de charbon.

Ces principaux caractéres réunis se compléteront les uns les autres, et en les groupant on arrivera naturellement à faire un tout distinct des affections décrites jusqu'à ce jour, reconnaissant une origine particulière, l'intoxication lente par le gaz oxyde de carbone.

PRONOSTIC.

En général, les troubles intellectuels résultant d'une intoxication, peuvent présenter des phases analogues à celle de l'empoisonnement qui leur donne naissance : est-il aigu, rapide (à moins que la mort ne survienne promptement, ce qui est le cas de l'asphyxie par le charbon), le délire maniaque traduira les manifestations psychiques : est-il au contraire lent, continu, progressif, la folie dont l'apparition est tardive revêtira dès le début le caractère de la chronicité.

Esquirol, avec son esprit profondément observateur, avait remarqué l'action du gaz carbonique sur les facultés de l'intelligence. « Les professions, dit-il comme en passant et sans entrer dans aucun détail, qui exposent à la vapeur de charbon prédisposent à la folie. Nous devons ajouter que l'asphyxie

par le charbon cause particulièrement la démence,
et la démence incurable (1). »

Nous ne pouvons ratifier complètement la manière de voir de l'illustre aliéniste. D'après les observations que nous avons présentées, nous trouvons que les cas de guérison (obs. 3, 4, 5, 9, 11, 12, 14, 16, 21), sont aussi fréquents que les cas de démence (obs. 1, 15, 18, 19, 20, 23, 24, 26, 27).

Or, on connaît l'empressement que les membres d'une famille, pour des motifs divers, mettent à s'enquérir près du médecin des suites probables de la maladie de l'un des leurs.

Pour répondre à de pareilles questions, voici les points sur lesquels on pourra se baser pour prononcer de la curabilité ou de l'incurabilité :

Le malade est-il jeune? Exerce-t-il depuis peu son métier? S'est-il aperçu à temps de la cause de ses malaises? A-t-il renoncé à sa profession? N'y a-t-il enfin aucune hérédité parmi ses ascendants ou ses collatéraux? On pourra porter généralement un pronostic favorable.

Mais au contraire, s'il est âgé, si, ayant éprouvé des troubles assez sérieux pour être obligé de quitter son métier, puis l'ayant repris après une première guérison il retombe malade de nouveau alors que la cause productrice a cessé complètement, alors que l'agent toxique a cessé d'être introduit dans l'économie, la démence se montrera fatalement et parcourra toutes ses phases dans un bref délai.

(1) Esquirol. Traité pratique des maladies mentales, t. I, p. 38.

Moreau.   5

TRAITEMENT.

Le temps n'est plus où l'aliéné réputé incurable était relégué dans une maison dont il ne sortait le plus souvent que mort. Aujourd'hui, c'est un malheureux atteint de la plus triste des maladies, mais susceptible de guérison. Le traitement institué peut, il est vrai, ne pas réussir : doit-on pour cela s'abstenir et laisser l'être privé de raison aux seuls efforts de la nature? Non, car le même fait se voit journellement en pathologie générale et le médecin n'abandonne jamais la partie. Armé des ressources de la thérapeutique, il lutte jusqu'au bout et le plus souvent avec succès.

Le nombre des guérisons que nous avons notées dans les observations précédentes étant relativement considérable, nous avons dû rechercher avec soin les moyens les plus propres à employer pour le traitement de cette affection.

Des causes physiques, des causes morales et intellectuelles agissent simultanément sur le cerveau pour produire la folie par intoxication.

Or, les causes morales, impossibles à prévoir d'avance, et n'étant d'ailleurs qu'objectives, n'étant, si l'on veut nous permettre cette comparaison que l'étincelle qui met le feu à une mine, il n'y a pas lieu de s'en occuper.

Mais les causes déterminantes appartenant à l'ordre physique, constituant par leur action lente et progressive l'étiologie réelle de l'affection, doivent attirer toute notre attention. C'est à elles que le traitement s'adresse.

Il faudra tout d'abord soustraire le malade à l'action permanente des gaz délétères (1).

Le faire renoncer à son métier et cela de la façon la plus complète. Puis, ainsi que cela a lieu généralement chez les gens qui sont exposés à une forte chaleur, habitués à vivre dans des lieux bas, mal aérés, combattre l'état d'anémie (2) dans lequel ils

(1) Nous croyons bien faire en citant comme moyen prophylactique le passage suivant que nous empruntons au Traité d'hygiène de M. Becquerel :

« Les cuisines exposent les personnes qui y séjournent habituellement à une chance spéciale de maladie : c'est celle qui résulte de la combustion d'une grande quantité de charbon de bois, du dégagement de l'acide carbonique et de l'asphyxie qui peut en être la conséquence.

« Les moyens à employer pour prévenir de tels accidents sont les suivants :

« 1° Donner à ces pièces l'étendue la plus grande possible dans toutes ses dimensions ;

« 2° Y placer un dallage en pierre plutôt qu'un plancher en bois ;

« 3° Établir une ventilation énergique et facile à l'aide de grandes croisées ;

« 4° Prolonger la hotte de la cheminée jusque sur les fourneaux spécialement destinés à la combustion du charbon, de manière à leur constituer une voie d'appel considérable. »

Malheureusement ces excellents conseils ne sont pas toujours mis en pratique. L'administration, les corps savants, toujours soucieux de l'intérêt commun, demandent que l'on approfondisse telle ou telle question. Aussitôt on se met à l'œuvre : on propose, on discute, on écrit, on finit par élaborer un travail qui mérite toutes les considérations, mais c'est tout : on se borne là. Il y a un abîme entre la conception et l'application. La routine, des intérêts pécuniaires ou tout autre motif de la même valeur maintiennent le *statu quo*.

(2) L'anémie produite ici est une fausse anémie, c'est-à-dire

se trouvent, et alors avoir recours au quinquina sous toutes ses formes, conseiller les bains aromatiques, l'hydrothérapie (surtout les douches vertébrales), l'exercice, le grand air, etc.

Lorsque le délire a éclaté, recourir à l'emploi du bromhydrate de quinine (1) soit en injections hypodermiques, soit en pilules à la dose de 10 à 40 centigrammes par jour, aux bains tièdes prolongés, en un mot, à toute la médication usitée en pareil cas. En même temps, traiter les hallucinations (belladone, opium...,)

On peut ainsi dans un temps variable, mais assez court, huit mois en moyenne, obtenir une amélioration suivie rapidement de guérison. Si, malgré le traitement, ce temps est dépassé sans changement notable, on doit redouter la démence, laquelle atteint promptement son apogée.

qu'elle consiste dans la décoloration du visage, sans autre lésion de la circulation. On la rencontre chez des personnes qui, par leur profession, vivent habituellement dans des lieux privés de la lumière du jour.

(1) Ce médicament d'un usage récent en thérapeutique a été employé avec succès par M. le professeur Gubler dans le traitement des différentes névroses.

CONCLUSIONS.

De l'examen des faits contenus dans ce travail, nous croyons pouvoir déduire les conclusions suivantes :

1° L'action lente de l'oxyde de carbone sur l'économie, provoque une série de troubles intellectuels ayant une marche qui leur est propre ;

2° Cette affection s'observe principalement, sinon exclusivement chez des femmes ;

3° Elle est caractérisée par l'absence de toute prédisposition héréditaire, au moins dans la plus grande majorité des cas, par des vertiges, des éblouissements, de l'oppression, des syncopes, des hallucinations de la vue (hallucinations rares dans les genres de folie de cause interne, la folie névrosique exceptée), des hallucinations de l'ouïe, des conceptions délirantes et par une sorte de vague qui enveloppe toutes les pensées d'indécision, de pénible incertitude (obtusion intellectuelle, pseudo-monomanie de M. Delasiauve), enfin par du délire des persécutions ;

4° Si les accidents ne sont pas trop anciens, si la personne atteinte est jeune, si elle renonce de bonne heure à son métier, la guérison a lieu et les rechutes ne sont plus à craindre. Dans le cas contraire, démence rapide et incurable.

5° L'alcoolisme peut aggraver le délire mais sans le modifier dans ses caractères fondamentaux ;

6° Le traitement consiste dans la soustraction à l'action des gaz délétères, dans une hygiène bien entendue, les toniques, les reconstituants : combattre les hallucinations suivant les règles ordinaires (belladone, opium...) Emploi du bromure de potassium et du bromhydrate de quinine, bains tièdes prolongés, affusions vertébrales, etc..., dans la période aiguë.

TABLE DES MATIÈRES.

Paris. — A. Parent, imprimeur de la Faculté de Médecine, rue Mgr-le-Prince. 31.